LE BAIN NASAL

Technique et Indications

Par le Docteur J.-G.-A. DEPIERRIS

Médecin adjoint de l'Asile National de Convalescence de Vincennes
Médecin consultant aux Eaux de Cauterets (Hautes-Pyrénées)

DEUXIÈME ÉDITION

PARIS

J.-B. BAILLIÈRE et FILS
19, rue Hautefeuille, 19

1903

CAUTERETS — 950 mètres d'altitude

(Hautes-Pyrénées)

Saison du 15 Mai au 15 Octobre

Climat de montagne, *sédatif*, grâce à son hygrométrie (82° à l'hygromètre Saussure), vallée abritée par de hautes montagnes. Ni vents, ni poussière.

Eaux sulfurées sodiques, alcalines, chaudes.

22 sources. — Neuf Etablissements distincts.
Température : 16° à 52°.
Minéralisation : 0,009 à 0,023 milligrammes de *monosulfure de sodium* par litre.
Débit : 1.400.000 litres par 24 heures.

APPLICATIONS THÉRAPEUTIQUES

1° **CURE THERMALE** (Boisson, bains, piscine à eau courante, douches générales et locales, gargarisme, humage, pulvérisation, pédiluves).

2° **CURE D'AIR DE MONTAGNE.**

INDICATIONS

A. **SPÉCIALITÉ THÉRAPEUTIQUE** : Catarrhes chroniques de la gorge et des voies respiratoires chez les sujets lymphatiques et lympho-arthritiques.

C'est dans le traitement de ces affections qu'une expérience clinique séculaire et journellement vérifiée a consacré l'action vraiment élective de ces eaux, qu'aucune station analogue ne peut dépasser, ni même égaler.

Aussi peut-on citer comme indications absolues de la cure thermale de Cauterets : *l'hypertrophie des amygdales* (quand elle ne va pas jusqu'à commander l'intervention chirurgicale), *l'amygdalite lacunaire, la pharyngo-mycose, la pharyngite granuleuse, le catarrhe naso-pharyngien* et ses conséquences sur l'appareil auditif et sur le larynx, *l'ozène, le coryza, la laryngite* et *la bronchite chroniques, la dilatation des bronches, l'asthme humide, le catarrhe* accompagnant *l'emphysème, les résidus de pneumonie, de broncho-pneumonie et de pleurésie* (sans épanchement), *la susceptibilité catarrhale, la prédisposition à la tuberculose.*

LE BAIN NASAL

Parmi les procédés de traitement local du nez et du naso-pharynx, le bain nasal, qui serait mieux dénommé « bain naso-pharyngien », quoique encore peu répandu, tend à rallier de plus en plus les suffrages des spécialistes et des malades. Sous l'impulsion de Politzer, Urbantschitsch, Frankel, etc., à l'étranger, de Lermoyez, Lubet-Barbon, A. Martin, Garel, Sarremone, Furet, Weissman, etc., en France, il arrive peu à peu à s'approprier une partie du domaine, vraiment trop vaste, accaparé jusqu'ici par le fameux siphon de Weber.

Les raisons qui le font adopter sont son innocuité parfaite, sa commodité, et son utilité réelle dans des cas où la douche nasale est mal supportée ou contre-indiquée. Comme le dit, notamment, Lermoyez, « ce mode de traitement, pouvant « être mis en pratique par tout malade, mériterait d'être beau- « coup plus employé qu'il ne l'est actuellement ».

On sait qu'il a pour but de faire pénétrer sans pression un liquide approprié dans les fosses nasales et la cavité naso-pharyngienne, et de l'y laisser séjourner un court espace de temps, pour arriver soit à ramollir les croûtes ou mucosités qui peuvent y séjourner, soit à modifier par contact la muqueuse malade.

Sans doute, à ce dernier point de vue, ce n'est pas là un traitement qui peut avoir la prétention d'être toujours curatif et suffisant dans les affections de ces régions; c'est plutôt un pansement qui peut utilement précéder, accompagner ou suivre les interventions chirurgicales nécessaires, y suppléer quelquefois, mais qui ne saurait les supplanter.

Mais tous les médecins savent combien nombreuses sont les rhino-pharyngites chroniques qui, après avoir épuisé toutes les ressources de la chirurgie, sont encore le tourment des malades, et celles, plus rebelles peut-être, sur lesquelles la chirurgie ne trouve pas de prise.

C'est dans le traitement de ces cas et de leurs conséquences sur l'appareil auditif et sur le larynx, que le bain nasal peut trouver utilement son application à côté ou de préférence à d'autres moyens tels que l'irrigation, la pulvérisation, etc.

Le bain nasal est aussi le moyen le plus simple de réaliser, dans la mesure du possible, l'antisepsie des fosses nasales, si justement recommandée aujourd'hui comme un des meilleurs moyens prophylactiques à mettre en œuvre contre nombre de maladies infectieuses, ou contre leur propagation à l'oreille et aux voies respiratoires.

TECHNIQUE DU BAIN NASAL

La technique du bain nasal présente à considérer :
1° L'instrument dont il convient de se servir;
2° Le manuel opératoire proprement dit;
3° Le liquide à employer, sa température, sa concentration.

I. — INSTRUMENTATION

Pour pratiquer le bain nasal, il suffit d'avoir : *a*) un appareil pour introduire le liquide dans les fosses nasales; *b*) un récipient pour le recueillir à sa sortie.

Le récipient est tout naturellement représenté par une cuvette ordinaire, ou par celle d'un gargarisoir ou d'un lavabo.

C'est dans le choix de l'appareil instillateur que les goûts peuvent varier. On a proposé de verser le liquide au moyen d'une simple cuiller ; mais ce procédé, un peu primitif, présente l'inconvénient de répandre au moindre mouvement le liquide sur la face et le long du cou. On ne peut guère l'employer que chez les nouveau-nés, qu'on couche sur le dos, la tête renversée et maintenue plus bas que le reste du corps.

Certains médecins ont conseillé de plonger le nez dans un verre complètement plein, et de faire pénétrer le liquide par une aspiration nasale, pendant qu'on relève la tête et qu'on incline le verre. Dernièrement encore, Derecq, dans un travail sur la balnéation des fosses nasales, conseillait d'introduire le liquide au moyen d'un verre ordinaire ; le distingué médecin de l'hôpital d'Ormesson pense que cette manière de faire sera mieux acceptée des enfants, toujours prêts à s'effrayer à la vue du plus simple appareil.

Mais on comprend sans peine, d'une part, que, s'il y a aspiration du liquide, ce n'est plus le bain nasal qu'on applique ; c'est ce qu'on ne peut guère désigner, malgré la trivialité du mot, que sous le nom de reniflage, méthode condamnable à bien des points de vue ; et, d'autre part, que les éclaboussures, déjà difficiles à éviter quand il y a aspiration par le nez, deviennnent inévitables lorsqu'on se contente de verser le liquide en inclinant le verre. Il est à peu près impossible que l'écoulement s'effectue du verre dans les fosses nasales sans qu'il se répande plus ou moins de liquide le long des joues.

C'est pour avoir depuis longtemps constaté ces inconvénients, qu'on a cherché et trouvé mieux. Sans entrer dans

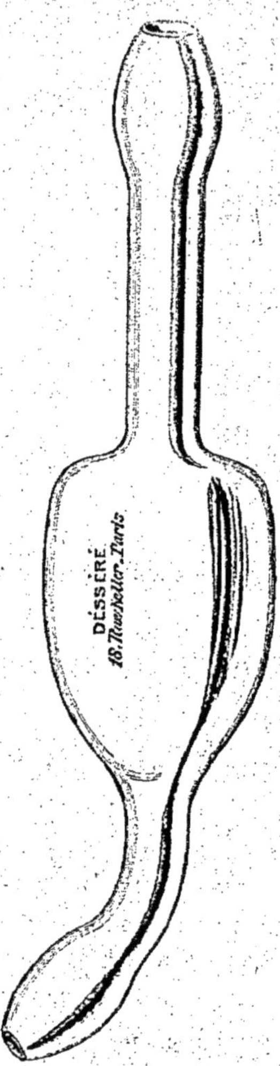

Fig. 1. — Pipette nasale
de l'auteur.

les détails ni décrire les instruments variés qui ont vu le jour, je dois dire que le vase d'Urbantschitsch, le laveur de Frankel, l'appareil de Politzer, l'appareil américain ont été manifestement un progrès.

Mais tous ces instruments présentent cette défectuosité qu'on ne peut avec eux puiser directement le liquide dans le vase qui le contient. On doit les remplir soit avec un entonnoir, soit sous un filet d'eau de faible dimension. Et, si l'on veut, comme c'est ordinairement nécessaire, répéter l'opération un certain nombre de fois, c'est là une complication gênante.

J'ai pensé, pour ma part, qu'une simple pipette en verre, conforme au modèle ci-joint (fig. 1), permettant de puiser instantanément et autant de fois qu'on le désire le liquide préparé d'avance dans un verre ou tout autre vase assez profond, serait d'un emploi plus pratique.

Ce n'est, en somme, qu'une pipette vulgaire, analogue à celle des sommeliers. Son extrémité inférieure, destinée à être introduite dans la narine, forme avec l'axe de l'appareil un angle obtus; elle est arrondie, pour ne pas blesser les ailes du nez, et présente un orifice pour l'écoulement du liquide.

Son extrémité supérieure présente un orifice pouvant être obturé par la pulpe de l'index; sa partie moyenne présente un renflement d'une capacité à peu près égale à celle de la cavité naso-pharyngienne.

On emplit la pipette en la plongeant dans un vase quelconque, un verre par exemple, contenant le liquide préparé à la température et selon les indications voulues, et on la maintient pleine en obturant avec la pulpe de l'index son orifice supérieur, interceptant ainsi l'action de la pression atmosphérique.

II. — MANUEL OPÉRATOIRE

Le manuel opératoire est des plus simples. Le malade, muni de son verre contenant le liquide, se place devant une cuvette ou un gargarisoir. De la main droite il plonge la pipette tenue entre le pouce et le médius dans le verre, et, dès

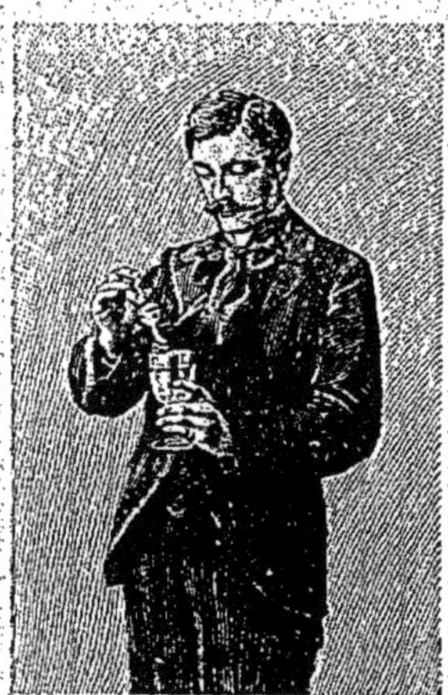

Fig. 2.

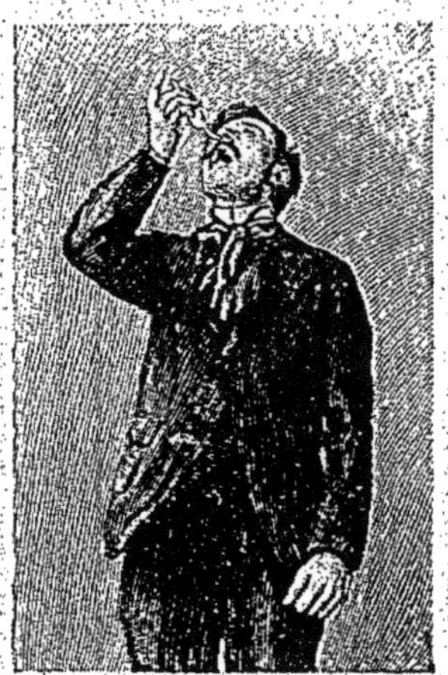

Fig. 3.

que le liquide, par le principe des vases communiquants, est venu remplir sa partie renflée, il obture l'orifice supérieur avec l'index de la même main (fig. 2). Il la retire alors, et introduit l'extrémité inférieure dans l'une des narines. A ce moment, il renverse la tête en arrière, en faisant une forte inspiration. Puis, *retenant la respiration en tenant la bouche ouverte*, il soulève la pulpe de l'index (fig. 3).

Le liquide s'écoule le long du plancher des fosses nasales, va s'accumuler dans le cavum, et le baigne pendant le temps que dure cet arrêt de respiration. La pipette peut être retirée de la narine quand tout le contenu s'est écoulé (fig. 4).

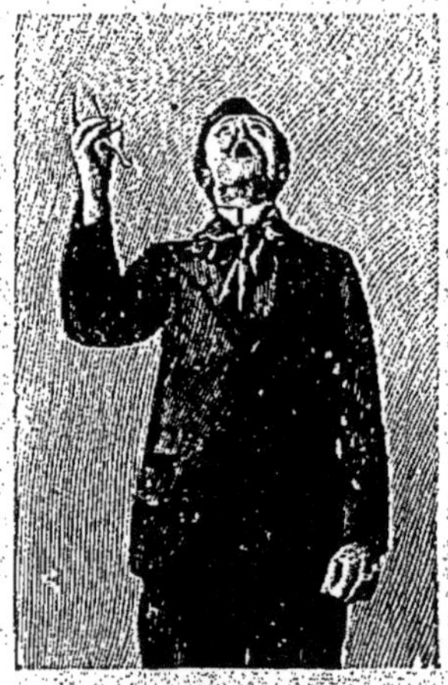

Fig. 4.

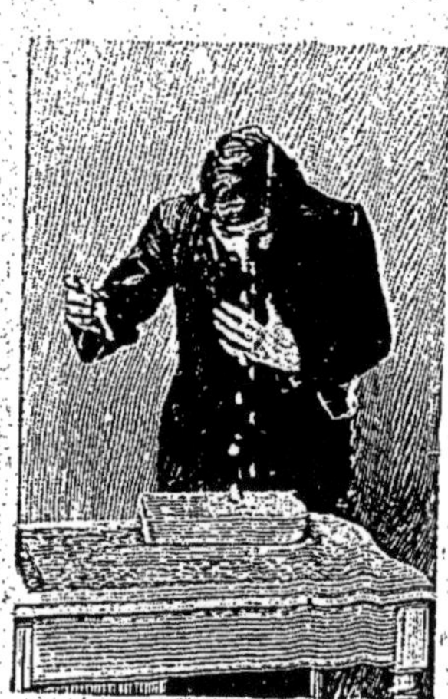

Fig. 5.

Dès qu'il ne peut plus résister au besoin de respirer, le malade ramène la tête en avant, au-dessus de la cuvette, et, pendant que la respiration reprend par la bouche, le liquide revient, le plus souvent, par les deux narines (fig. 5).

On répète cette manœuvre autant de fois qu'il est nécessaire par la même narine ou par la narine opposée.

Il est bon d'insister auprès du malade sur trois recommandations importantes :

a) La première est de retenir la respiration comme pour un effort, avant de soulever l'index pour laisser couler le liquide dans les fosses nasales, et de continuer à la retenir pendan le temps qu'on peut, aussi longtemps toujours que la tête est renversée en arrière et que le liquide séjourne dans la cavité naso-pharyngienne. Si l'on veut reprendre haleine, il importe, au préalable, de ramener la tête en avant, pour laisser retomber le liquide, tandis qu'on respire par la bouche ; sans quoi, on pourrait en respirant entraîner le liquide dans la gorge, inconvénient de peu d'importance d'ailleurs, mais pouvant être désagréable. Par l'arrêt de la respiration, le voile du palais se relève, s'applique avec force contre la paroi postérieure du pharynx, et pas une goutte de liquide ne peut tomber dans le pharynx buccal.

Lermoyez et la plupart des auteurs qui recommandent le bain nasal conseillent de respirer tranquillement par la bouche ouverte. Ils comptent, pour l'obturation de la gorge, sur le réflexe provoqué par le contact du liquide à la face supérieure du voile, et amenant son relèvement.

C'est là, assurément, un procédé qui permet de conserver plus longtemps le liquide dans le nez, de réaliser au mieux les conditions du bain. Mais j'ai souvent observé, surtout chez les commençants, que, malgré toutes les recommandations et leur bonne volonté, le liquide forçait le voile du palais et tombait dans la gorge, provoquant des nausées, et parfois, si quelques gouttes venaient à s'égarer à l'entrée du larynx, des quintes de toux et du spasme laryngé. L'arrêt de la respiration, la bouche restant ouverte, comme dans l'acte de l'effort, est un moyen plus sûr pour éviter ces inconvénients. MM. Couvelaire et Crouzon ont constaté par l'observation directe sur un opéré dont la brèche laissait apercevoir les mouvements du voile que le naso-pharynx est complètement fermé dans l'acte de l'effort (1).

(1) *Journal de physiologie et de pathologie générales*, 15 mars 1900.

b) La deuxième recommandation est de ne pas renverser la tête trop en arrière. Une inclinaison à 45° du plancher des fosses nasales suffit pour l'écoulement du liquide. Dépasser ce degré serait l'engager vers les régions ethmoïdales, où il risquerait de provoquer des sensations désagréables et parfois pénibles, sans grande utilité, car ce ne sont pas en général ces régions qu'il y a lieu d'atteindre, mais bien plutôt les méats inférieurs et le cavum.

c) La troisième recommandation enfin à faire au malade est, le bain nasal terminé, de ne pas se moucher avec force, mais de souffler par le nez sans violence, pour éviter de projeter vers les trompes les parcelles de liquide qui peuvent séjourner dans le cavum. S'il tient absolument à se moucher, il ne doit le faire que par une narine à la fois, à la paysanne. Ce sont, du reste, là des précautions qui s'appliquent à toutes les méthodes de lavage du nez.

Politzer recommande même, au lieu de se moucher, d'aspirer par le nez pour ramener par la bouche les restes du liquide, dans le but de mieux dégager les pavillons tubaires.

III. — Liquide a employer pour le bain nasal

On utilise journellement, en applications locales dans les fosses nasales, les liquides les plus variés, suivant qu'on recherche une action de lavage, une action thérapeutique ou une action antiseptique.

Mais une règle générale domine cette thérapeutique : *on ne doit jamais se servir ni d'eau froide, ni d'eau pure.*

L'eau froide provoque presque infailliblement du coryza. Le liquide doit avoir une température moyenne de 36 degrés environ, approximativement égale à la température normale du corps.

L'eau pure, même chauffée, a sur la pituitaire une action

immédiate pénible, fort douloureuse, sans parler des accidents inflammatoires qui peuvent en être la conséquence. D'après Lermoyez, « elle altère l'épithélium cilié, provoque sa chute, détermine des érosions, et peut causer du coryza chronique ».

Ces faits, la sensation de cuisson surtout, étaient connus depuis longtemps, et l'empirisme seul nous avait appris que, pour éviter cette cuisson douloureuse, il suffit d'ajouter à l'eau une certaine quantité de chlorure de sodium. Mais l'explication ne nous en a été donnée que dans ces dernières années par les notions nouvelles sur l'*isotonie* et les phénomènes d'*osmose* chez les êtres vivants.

Il résulte de ces études, inaugurées par de Vries à l'étranger, poursuivies par M. Malassez et M. le Prof. Bouchard en France, et sur lesquelles MM. Vaquez et Bousquet ont publié en 1899 une magistrale revue d'ensemble (1), qu'une solution *isotonique* au sang humain, c'est-à-dire de concentration moléculaire égale, pourvu qu'elle ne soit ni caustique, ni toxique par elle-même, laisse intacts les globules sanguins et les cellules vivantes ; tandis qu'une solution s'éloignant plus ou moins du titre isotonique amène des altérations variées. Une solution moins concentrée que le suc cellulaire les hydrate, les gonfle, et finalement les dissout ; une solution plus concentrée que le suc cellulaire les ratatine et les mortifie également (2). D'après Malassez, le titre isotonique d'une solution de chlorure de sodium est de 9 p. 1000.

Déjà en 1872 M. le Prof. Bouchard avait trouvé qu'une solution de saccharose d'une densité de 1026 était un milieu favorable pour les globules rouges ; c'est que cette solution était isotonique.

---

(1) *Presse médicale*, 5 avril 1899.
(2) *Gaz. des Eaux*, 2 août 1900, et *Ann. d'Hydrologie*, déc. 1900.

Bien d'autres substances dissoutes en proportions déterminées peuvent donner des solutions isotoniques, car l'isotonie n'est liée qu'à l'état de concentration moléculaire, quelle que soit la diversité des corps en solution.

Ces données peuvent s'appliquer à la muqueuse nasale, dont l'épithélium se prête très bien à des phénomènes d'osmose entre le milieu cellulaire et les solutions mises à son contact, et dont les extrémités nerveuses très sensibles doivent réagir plus ou moins, suivant que la solution s'éloignera ou se rapprochera de l'état de concentration de leur milieu habituel.

Nous avons là l'explication de la cuisson douloureuse provoquée par l'eau pure sur la muqueuse du nez. Et, en effet, *il suffit de ramener la solution au titre isotonique* pour que toute sensation pénible soit évitée, et qu'aucune altération n'apparaisse. On peut se servir dans ce but soit de chlorure de sodium, soit de toute autre substance dont on connaîtra le titre isotonique.

J'ai pu m'assurer, empiriquement, qu'une solution de sucre à 4 0/0, de bicarbonate de soude à 1,50 0/0 agissaient de même que le sel, ne provoquaient aucune sensation pénible sur la muqueuse nasale.

J'ai pu même m'assurer qu'il était possible d'ajouter à ces solutions une petite quantité de substance antiseptique sans altérer en rien leurs qualités indolores, pourvu que la solution définitive reste à peu près isotonique.

C'est ainsi qu'une solution de sublimé à 1 p. 10.000, qui est très douloureuse quand elle est faite avec addition d'alcool ou d'acide tartrique, et même sans addition d'aucune autre substance, ne provoque plus la moindre douleur lorsqu'elle est additionnée de 9 gr. p. 1.000 de chlorure de sodium.

Il y aura donc intérêt, pour éviter toute douleur et toute altération de l'épithélium dans la pratique du bain nasal, à se servir de solutions se rapprochant le plus possible du titre isotonique. Ce doit être même une règle absolue chaque fois qu'on ne recherche dans ce procédé qu'un moyen de lavage ou d'antisepsie, et qu'il y a lieu de ménager les résistances physiologiques de la muqueuse.

Si l'on recherche une action topique plus profonde, modificatrice de la muqueuse atrophiée ou hypertrophiée, la question change. Il est possible que dans tel cas morbide une solution *hypotonique* convienne, alors que dans un autre une solution *iso* ou *hypertonique* donnera le maximum d'effet. C'est ainsi que dans les rhinites atrophiques une solution diluée hydratant la muqueuse desséchée produira un résultat désirable, tandis que dans les rhinites hypertrophiques une solution concentrée, hypertonique, qui réduira la muqueuse des cornets, sera éminemment avantageuse.

Les faits semblent démontrer la justesse de cette conception. Mes observations à Cauterets m'ont convaincu que d'une façon générale :

1° L'eau minérale pure, qui représente une solution très étendue comparativement à la concentration du sang, amène réellement, comme effet immédiat, une congestion, un gonflement passagers des cornets;

2° Ramenée au titre isotonique, elle les laisse indifférents en apparence, mais calme l'inflammation et ramène la coloration rosée normale ;

3° Enfin, minéralisée à un degré hypertonique, elle les diminue de volume, mais en amenant un certain état de sécheresse, un aspect plus pâle, comme flétri, de la muqueuse.

La notion de l'isotonie mérite donc, au premier chef, d'être prise en considération dans le choix du liquide à adopter pour le bain nasal.

INDICATIONS DU BAIN NASAL.

Le bain nasal n'a pas la prétention de détrôner complètement la douche de Weber, dont l'action énergique constitue le moyen le plus puissant de déterger les fosses nasales, et qui, lorsqu'elle est bien indiquée et administrée avec les précautions voulues, produit de bons résultats. Mais il constitue dans certains cas un utile adjuvant de la douche et, dans d'autres cas, plus nombreux peut-être, mérite de lui être préféré.

Tout le monde sait, en effet, qu'une douche nasale mal administrée fait courir quelques dangers qui, pour être rares, n'en sont pas moins réels, tels que pénétration du liquide dans les trompes d'Eustache, provocation d'otite aiguë, etc... On évite, sans doute, ces dangers en prenant certaines précautions, mais il importe d'avoir l'esprit en éveil, car l'oubli de quelqu'une de ces précautions peut entraîner des conséquences parfois très sérieuses.

Le bain nasal a cette supériorité que, même mal administré, il ne saurait jamais être nuisible par lui-même. Que, par exemple, le malade vienne à fermer la bouche ou à parler (ce qui serait très dangereux pendant la douche, car ces divers mouvements ayant pour effet d'entr'ouvrir les trompes, le liquide projeté par la douche y pénétrerait presque à coup sûr), il ne peut en résulter aucun inconvénient fâcheux pendant le bain nasal; la pression de cette petite quantité de liquide serait trop faible pour que la pénétration pût se faire. Que la douche nasale soit contre-indiquée par suite d'une obstruction nasale mettant obstacle à la libre circulation du liquide, le bain nasal pourra être appliqué sans danger.

S'ensuit-il qu'il n'y aura aucune précaution à prendre pour

le bain nasal? Il ne faudrait pas aller jusque-là; mais ces précautions, que j'ai indiquées plus haut, doivent être prises surtout à la suite du bain nasal.

Il est bien certain que, si le malade, après le bain nasal, alors que le cavum et les pavillons tubaires sont encore tapissés de liquide, vient à se moucher avec violence, il pourra, comme après la douche, projeter ces parcelles liquides vers l'oreille moyenne. En dehors de ces conditions, aucun accident ne paraît possible, et n'a jamais été observé dans la pratique du bain nasal.

Le bain nasal présente, en outre, cet avantage qu'il supplée à l'insuffisance de la douche nasale. On sait que dans la douche nasale le liquide arrive jusqu'au pharynx, et que là, le voile du palais, en se contractant, lui forme une gouttière qui le rejette de suite dans la narine opposée. La tête du malade étant penchée en avant, le liquide ne touche guère que la face supérieure du voile. La voûte, l'amygdale du pharynx, et même la paroi postérieure ne sont pas atteintes ou ne sont qu'effleurées par le liquide. Dans le bain nasal, au contraire, la tête étant renversée en arrière, à la condition d'introduire un volume de liquide égal à la capacité naso-pharyngienne, tous les recoins de cette cavité sont en contact avec le liquide, et ce résultat est atteint sans choc et sans violence.

Il est vrai que, par le fait de retenir la respiration comme je le conseille, le voile du palais se relève aussi pendant le bain nasal, et vient s'appliquer contre une partie de la voûte. Mais la partie postérieure des fosses nasales, la face postérieure du voile et la partie antérieure de la voûte sont baignées plus ou moins longtemps; et il suffit, le bain nasal terminé, de renifler, d'aspirer en arrière et de faire revenir par la bouche le restant du liquide qui séjourne dans ces régions, pour que tout le cavum se trouve le plus souvent parfaitement détergé, si l'on a répété cette manœuvre un certain nombre de fois.

De ces considérations, basées sur l'observation clinique, découlent les indications du bain nasal. On peut les ranger sous trois chefs, selon que l'on considère ce procédé comme un moyen de *lavage*, comme un moyen *thérapeutique*, comme un moyen *antiseptique*.

A. — *Comme moyen de lavage*, sauf dans les cas d'ozène à croûtes très adhérentes et à fosses nasales agrandies, le bain nasal donne tous les résultats qu'on peut attendre de la douche nasale. Même dans ces rhinites atrophiques, où, pour mieux nettoyer ces cavités, on a recours à l'irrigation classique, le bain nasal, par son action humidifiante, est une utile préface à la douche qui alors emporte mieux les croûtes préalablement ramollies.

Lorsqu'il s'agit, en effet, de nettoyer vigoureusement les fosses nasales encombrées de croûtes, il est incontestable que la douche de Weber, par son courant continu et puissant, constitue un moyen plus actif que le bain nasal. C'est ce qui se présentera dans l'ozène, dans les rhinites purulentes, dans les suppurations sinusiennes. En dehors de ces cas, ainsi que le dit Lermoyez, « la douche nasale est un contre-sens ».

Mais encore faut-il que l'irrigation ne soit pas contre-indiquée par une obstruction nasale quelconque (déviation de la cloison, hypertrophie des cornets, végétations adénoïdes, etc.) mettant obstacle à la libre circulation du liquide. On sait, en effet, que c'est là la condition primordiale, indispensable. Si la voie de retour, surtout, n'est pas largement béante, le liquide, s'accumulant incessamment, sous pression, dans le cavum, arriverait vite à franchir les orifices tubaires, entraînant de tels dangers pour l'oreille que les plus chauds partisans de la douche nasale la rejettent dans des cas semblables.

Le bain nasal sera indiqué, dans ces circonstances, comme succédané de la douche. Quoique moins énergique, il parvient très bien, s'il est répété un certain nombre de fois, à ramollir les croûtes, à liquéfier les mucosités, et à faciliter leur sortie consécutive.

Dans tous les autres cas de rhinites et de rhino-pharyngites, le bain nasal doit être d'emblée préféré à la douche. Inutile en effet, pour un nettoyage simple et facile, de contusionner la muqueuse par un courant violent qui blesse son épithélium, ni d'exposer les trompes et l'oreille aux dangers de la douche nasale.

B. — *Comme moyen thérapeutique*, le bain nasal est indiqué aussi bien pour les fosses nasales que pour le naso-pharynx, chaque fois qu'on ne recherche qu'une action de contact douce, sans traumatisme de la muqueuse. Or, à part les cas d'ozène, où il est indiqué d'exciter la muqueuse nasale atrophiée par l'action énergique de la douche, produisant une sorte de massage prolongé, dans toutes les autres affections nasales ou naso-pharyngiennes, quel intérêt peut-il y avoir à imposer à la muqueuse nasale si délicate l'action toujours plus ou moins traumatique de l'irrigation? N'y a-t-il pas intérêt, au contraire, à ménager sa résistance physiologique, à éviter tout choc qui pourrait l'altérer? Cela est si vrai que les auteurs les plus autorisés rejettent la douche nasale dans les cas aigus, et même dans les cas chroniques avec tendance marquée à l'hypertrophie, où elle ne fait qu'augmenter les lésions.

Le bain nasal, à la condition de choisir le liquide qui convient le mieux à l'épithélium, n'a pas ces inconvénients.

C'est ainsi qu'il peut être appliqué aussi bien dans le coryza aigu que dans les rhinites hypertrophiques ou atrophiques et dans les catarrhes naso-pharyngiens aigus ou chroniques à sécrétions muqueuses ou mucopurulentes.

Le bain nasal à l'huile mentholée, par exemple, en tapissant doucement toute la muqueuse nasale et pharyngée, donnera de meilleurs résultats que les pommades, insufflations ou pulvérisations.

C. — *Comme moyen antiseptique*, le bain nasal doit être préféré pour les mêmes motifs. Dès l'instant qu'il ne s'agit plus d'enlever des croûtes adhérentes ou des mucosités épaisses, et qu'il y a lieu, comme il arrive dans les maladies infectieuses, de ménager les muqueuses déjà trop enflammées par la maladie générale, son indication est des plus nettes.

C'est le moyen le plus simple et le plus inoffensif pour désinfecter les fosses nasales et le naso-pharynx dans les maladies aiguës, et même dans les végétations adénoïdes et les polypes muqueux, en attendant ou après les interventions nécessaires.

En résumé, si la douche nasale garde tout son empire dans l'ozène et certaines rhinites purulentes avec des fosses nasales suffisamment béantes, où il y a lieu de débarrasser énergiquement le nez des croûtes ou mucosités qui l'encombrent, hors ces cas, ainsi que le dit Lermoyez, «elle doit céder « le pas au bain nasal, dont l'importance croît de jour en « jour dans la thérapeutique rhinologique ».

B. INDICATIONS SPÉCIALES. — Grâce à son climat et aux qualités particulières de telle ou telle de ses sources, Cauterets présente encore des indications qui, sans être absolues, sont néanmoins à considérer dans les prescriptions d'une cure thermale ou d'une cure d'air et que l'on doit appeler spéciales; ce sont :

1° **La tuberculose confirmée, apyrétique, à forme catarrhale et à lésions localisées.** La cure thermale, *prudemment administrée*, sera utile contre le catarrhe bronchique concomitant et pour stimuler les fonctions digestives alanguies (*Source de Mauhourat*). Mais la première place dans l'action thérapeutique restera à la cure d'*air*, de *repos* et d'*alimentation*, qui est le trépied fondamental du traitement. Avec une direction médicale attentive et un séjour assez prolongé (2 mois, si possible), les résultats obtenus rivalisent avec les meilleurs qu'on puisse obtenir dans les sanatoriums fermés.

2° **Certaines maladies du tube digestif sans congestion du foie,** telles que *la dyspepsie nervo-motrice simple* ou avec *hyperchlorhydrie, la dilatation d'estomac sans lésions organiques, la gastrite alcoolique* au début, *l'entérite chronique simple, l'entérite muco-membraneuse* (avec réserves).

3° **Certaines maladies de l'oreille,** telles que *le catarrhe tubaire* et *l'otite catarrhale* liés au catarrhe naso-pharyngien, et même certains cas *d'otite chronique suppurée* chez les sujets *lymphatiques*. Dans ce dernier cas, la cure thermale, par le remontement de l'organisme, peut amener une guérison vainement attendue jusque-là, et il peut être indiqué d'y avoir recours avant de se décider à des interventions chirurgicales sérieuses (ablation des osselets ou trépanation mastoïdienne).

4° **Les dermatoses torpides,** telles que *l'eczéma chronique à forme sèche, l'impétigo, l'herpès, certains psoriasis, certaines acnés, l'alopécie neurotique, le vitiligo, le pityriasis versicolor, l'erythrasma, le lupus, l'urticaire.* (Bains de Pauze-Vieux et de la Raillière).

5° **Certaines affections génitales de la femme,** telles que certaines dermatoses de la vulve, *la vulvo-vaginite chronique, la métrite catarrhale chronique non hémorragique chez les femmes lymphatiques, les résidus d'inflammations périmétritiques* anciennes, *sans collection, le prolapsus de l'utérus au premier degré ou utéro-vaginal, les déviations utérines* sans adhérences, *l'aménorrhée et la stérilité* per défaut d'activité de la circulation utérine. (Bains du Petit Saint-Sauveur).

6° **Certaines maladies des organes génito-urinaires de l'homme,** telles que *les urétrites chroniques indolentes* simples ou blennorragiques chez *les lymphatiques rhumatisants, la prostatite chronique* simple ou *tuberculeuse* de l'adulte, *sans réaction générale,* certaines *formes torpides du tubercule du testicule, l'anaphrodisie et l'impuissance.* (La Raillière, César, les Œufs, etc.)

7° **Le rhumatisme** *sans mélange de goutte ni de gravelle et sans lésions cardiaques confirmées.* (Bains du Bois.)

8° **La chlorose et l'anémie.** (Cure thermale et cure d'altitude hyperglobulisante.)

C. INDICATIONS COMMUNES
DU TRAITEMENT SULFUREUX :

1° **Lymphatisme et Scrofule**, surtout lorsqu'ils sont accompagnés de prédisposition rhumatismale ou de susceptibilité des voies respiratoires qui contre-indiquent les bains de mer et le climat maritime.

2° **Certains empoisonnements chroniques** spécifiques (*Syphilis*) ou chimiques (*Intoxication par le plomb ou le mercure*).

Le mode d'action des eaux sulfureuses dans ces empoisonnements est bien connu. Dans la syphilis, elles *augmentent la puissance du traitement spécifique*, en rendant solubles les albuminates de mercure formés dans les tissus et le mercure apparaît dans l'urine ; elles favorisent l'élimination du médicament ; elles remontent l'organisme plus ou moins cachectisé ; elles ont une *action révélatrice* et font connaître, en provoquant des éruptions spécifiques, la vraie nature de certaines affections sur l'origine desquelles on peut avoir des doutes. Dans le saturnisme et l'hydrargyrisme, elles favorisent l'élimination du poison sous forme de sulfures insolubles produits par le tube digestif et rejetés par l'intestin. De plus, s'il faut en croire une expérience récente de Peyrou, le sulfure de sodium serait le véritable antidote du plomb et du mercure.

3° **Certaines maladies du système nerveux :** *Troubles fonctionnels* dépendant des intoxications chroniques ci-dessus (*syphilis, hydrargyrisme, saturnisme*) ; *névrites* à leur période secondaire, quand, la cause étant supprimée, la lésion ne semble plus progresser et qu'il y a lieu de favoriser la restauration des tissus ; *neurasthénie dyspeptique et génitale, chorée commune* chez les enfants lymphatiques.

4° **Certaines affections chirurgicales :** *Hydarthroses, arthrites chroniques, raideurs articulaires, convalescence de luxations et de fractures, certaines plaies ulcéreuses ou fistuleuses torpides* (ulcère variqueux), *convalescences opératoires.*

CONTRE-INDICATIONS

Ages extrêmes de la vie, en général au-dessous de 7 ans et au delà de 70 ans ;

Artério-sclérose, *angor pectoris, éréthisme cardiaque* ;

Hypertension artérielle, *tendance aux poussées congestives* ;

Maladies du cœur non compensées ;

Maladies du foie et des reins ;

Goutte et gravelle ;

Métrorragies, *fibromes, grossesse avec tendance aux avortements* ;

Entérite et péritonite *tuberculeuses* ;

Hémoptysies, tuberculose fébrile, *laryngite tuberculeuse secondaire* ;

Certaines formes d'asthme nerveux ; mais ici il n'y a pas de règle : certains asthmatiques se trouvent fort bien du climat d'altitude, d'autres ne peuvent s'y adapter. Un essai seul peut en décider.

Les néoplasmes malins.

Poitiers. — Imp. Blais et Roy, 7, rue Victor-Hugo.

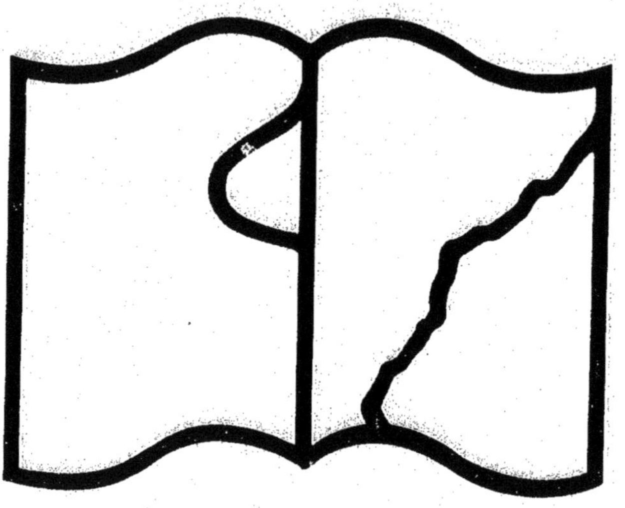

Texte détérioré — reliure défectueuse

NF Z 43-120-11

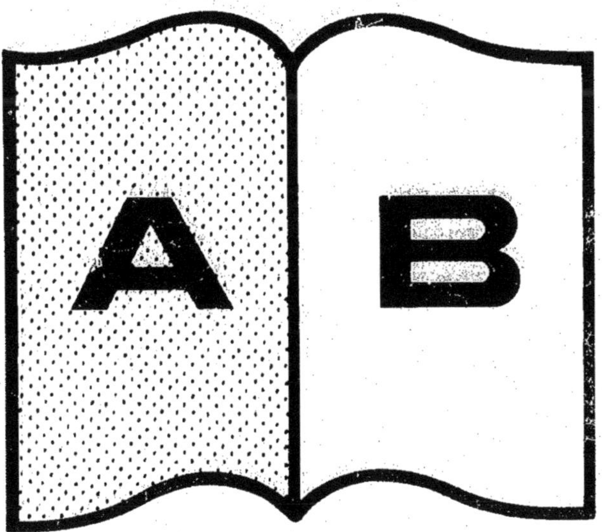

Contraste insuffisant

NF Z 43-120-14